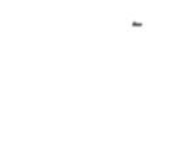

COMPTE-RENDU MÉDICAL

DE 1862

SUR

L'ASILE DÉPARTEMENTAL

DE BASSENS

(PRÈS CHAMBÉRY)

PAR

LE DOCTEUR F. FUSIER,

DIRECTEUR-MÉDECIN DE L'ASILE, CHEVALIER DE L'ORDRE DES SAINTS MAURICE ET LAZARE, MEMBRE CORRESPONDANT DE LA SOCIÉTÉ MÉDICO-PSYCHOLOGIQUE, DE L'ACADÉMIE IMPÉRIALE DE SCIENCES, BELLES-LETTRES ET ARTS DE SAVOIE, DE L'ACADÉMIE DE MÉDECINE ET DE CHIRURGIE DE BOLOGNE, ETC., ETC.

CHAMBÉRY,

A. BOTTERO, IMPRIMEUR DE LA PRÉFECTURE,

Place St-Léger.

1863.

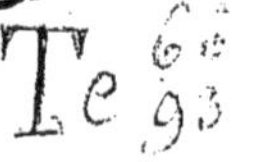

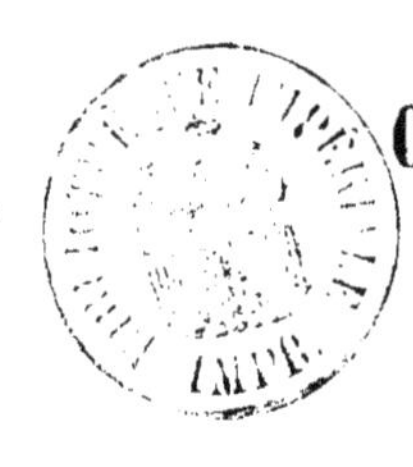

COMPTE-RENDU MÉDICAL

DE 1862

SUR

L'ASILE DÉPARTEMENTAL

D'ALIÉNÉS

DE BASSENS (PRÈS CHAMBÉRY)

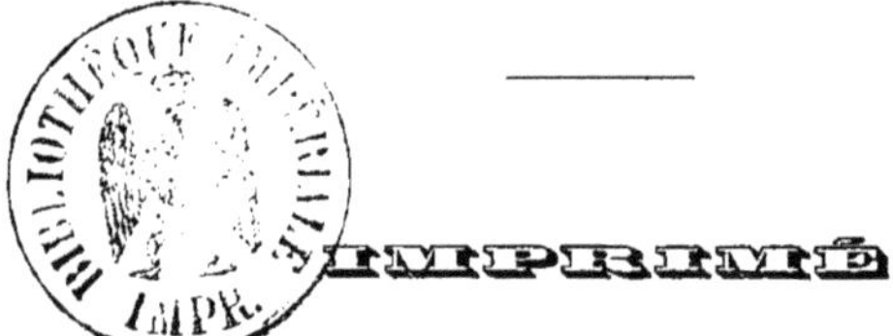

IMPRIMÉ

à la demande de la Commission de surveillance, ainsi composée :

MM. le comte MILLET DE ST-ALBAN, ✻, C. ✻, ex-président de Cour, *Président.*

DUPASQUIER, C. ✻, ✻, président de Cour, vice-président du Conseil Général.

CHAMOUSSET, ✻, chanoine, vicaire général.

PILLET, ✻, conseiller général, *Secrétaire.*

VERDET, rentier, administrateur provisoire des biens des aliénés non interdits.

Asile de Bassens, le 25 mars 1863.

MONSIEUR LE PRÉFET,

Le service des aliénés dans les départements de la Savoie et de la Haute-Savoie se régularise toujours davantage, et l'application de la loi du 30 juin 1838 satisfait déjà d'une manière très avantageuse aux mesures d'humanité, de protection et d'ordre public exigées pour les malheureux qui ont perdu la raison.

Lorsque le régime français a commencé à l'Asile de Bassens, le nombre des malades qui y étaient assistés s'élevait à

{ 111 hommes } 232.
{ 121 femmes }

Si l'on compare ce nombre avec celui des malades admis actuellement, l'on comprendra tout d'abord combien de souffrances ont été soulagées.

Les tableaux suivants indiquent d'une manière détaillée la progression de l'augmentation de la population des malades, depuis cette époque, 10 septembre 1860, jusqu'au 1er janvier 1863, ainsi que les mouvements d'entrée, de sortie et de décès pendant cette période.

Tableau comparatif de l'augmentation de la population de l'Asile, du 10 septembre 1860 au 1er janvier 1863.

ÉPOQUES.	DÉPARTEMENTS de la Savoie.		DÉPARTEMENTS de la Hte-Savoie		AUTRES départements.		PENSIONNAIRES de 3e classe.		PENSIONNAIRES de 4e classe.		TOTAL.			AUGMENTATIONS.
	Hommes.	Femmes.	Hommes.	Femmes.	Hommes.	Femmes.	Hommes.	Femmes.	Hommes.	Femmes.	Hommes.	Femmes.	Deux sexes.	
10 septembre 1860	73	76	27	36	»	»	5	3	6	6	111	121	232	
1er janvier 1861	74	82	41	46	»	»	5	3	5	5	125	136	261	29
1er janvier 1862	94	92	65	66	»	»	3	6	4	5	166	169	335	74
1er janvier 1863	108	95	71	69	»	2	5	6	2	6	186	178	364	29
														132

Entrées, sorties et décès, du 10 septembre 1860 au 1er janvier 1863.

CLASSES D'ALIÉNÉS.			ENTRÉES						SORTIES						DÉCÈS					
			du 10 septembre au 31 décembre 1860.		en 1861.		en 1862.		du 10 septembre au 31 décembre 1860.		en 1861.		en 1862.		du 10 septembre au 31 décembre 1860.		en 1861.		en 1662.	
Département de la	Savoie	Hommes	5	13	22	40	20	30	»	»	2	5	4	10	4	6	4	6	2	5
		Femmes	8		18		10		»		3		6		2		2		3	
	Hte-Savoie	Hommes	15	27	34	62	19	33	1	2	5	11	6	14	»	1	3	7	5	7
		Femmes	12		28		14		1		6		8		1		4		2	
Autres départements		Hommes	»	»	4	4	2	5	»	»	3	3	4	6	»	»	»	»	»	»
		Femmes	»		»		3		»		»		2		»		»		»	
Pensionnaires de	3e classe	Hommes	2	2	1	4	2	3	»	»	2	3	1	2	2	2	»	»	»	»
		Femmes	»		3		1		»		1		1		»		»		»	
	4e classe	Hommes	»	»	1	4	2	5	1	2	1	4	»	2	»	»	1	1	1	1
		Femmes	»		3		3		1		3		2		»		»		»	
Totaux......				42		114		76		4		26		34		9		14		13

Comme il ressort de ces cadres, l'augmentation a donc été,
du 1er septembre 1860 au 1er janvier 1861, de.......... 29 ;
du 1er janvier 1861 au 1er janvier 1862, de........... 74 ;
et du 1er janvier 1862 au 1er janvier 1863, de.......... 29 ;

ce qui constitue une augmentation totale de........... 132.

La moyenne de la population, basée sur le nombre des journées de présence, a été pour la première période de 243, et le nombre des malades assistés de 274 ; pour la deuxième période, la moyenne de la population a été de 294 et le nombre des malades traités de 375 ; pour la troisième période enfin, la moyenne a été de 349, et le chiffre des malades secourus de 411.

Dans mon Compte-rendu médical de l'année dernière, j'ai fait connaître les causes de l'énorme augmentation de la population d'aliénés admis à l'Asile. Il a été démontré en outre que, malgré cette augmentation, les besoins des aliénés des deux départements qui formaient le Duché de Savoie étaient loin d'être satisfaits.

Ces besoins sont-ils satisfaits maintenant? Evidemment non. En ne perdant jamais de vue qu'un Asile d'aliénés est essentiellement une maison de traitement, et que sa population ne doit être composée que par des malades curables, dangereux ou non, et par tous les aliénés dangereux, laissant à la charge et à la surveillance des familles tous ceux qui sont reconnus incurables et inoffensifs, leur nombre doit s'élever à 400 au moins, pour la satisfaction des besoins des deux départements.

Ce n'est point une donnée hasardeuse et irréfléchie qui réclame la présence de 400 aliénés à l'Asile de Bassens, afin de sauvegarder dans ces deux départements les intérêts de l'humanité, l'ordre, la morale comme les deniers publics. Ce nombre est le fruit de la brutalité du chiffre, de la statistique.

Déjà en 1851, la statistique des aliénés dressée par les soins de S. Exc. le Ministre de l'agriculture et du commerce établissait que le nombre total des aliénés était de 44,970, ce qui constituerait une proportion moyenne de 1 aliéné sur 796 habitants.

A supposer que l'on puisse accorder aux deux départements annexés le bénéfice d'une proportion moins déplorable et qu'on ne la porte qu'à 1 aliéné sur 1,000 habitants ; la population des deux départements étant de 550,000 habitants, ils fourniront donc 550 aliénés. Sur ce nombre, 150 resteront à la charge des familles et confiés à leur surveillance comme incurables et tranquilles ; il en restera donc toujours 400 qui auront rigoureusement droit à l'assistance et dont la présence à l'Asile de Bassens deviendra nécessaire pour remplir les obligations de la loi.

Pour ceux qui savent combien les familles indigentes sont peu soucieuses d'entretenir et de surveiller leurs aliénés, qu'elles considèrent comme une charge très onéreuse, soit à cause des inconvénients qu'ils provoquent, soit à cause du manque de ressources et des préjugés dont ils sont en général l'objet, il sera facile de comprendre que le nombre de 150 aliénés laissés dans les familles est très élevé, et qu'il offre encore quelque danger. Bien souvent la société aura à déplorer des malheurs qu'une surveillance défectueuse aura laissé accomplir. D'ailleurs le classement d'aliénés en dangereux et non dangereux n'est que fictif ; tous les aliénés d'une manière absolue sont dangereux. Le discernement dans l'accomplissement des actes et la liberté morale faisant défaut, les circonstances font de l'aliéné réputé inoffensif l'homme le plus dangereux dans un moment donné.

Les malades placés par les familles aisées, qui ne sont pas celles qui sont le moins cruellement éprouvées par les phrénopathies et les autres névroses, augmenteront en outre la population de l'Asile lorsque les constructions spéciales qui leur sont destinées seront toutes achevées.

L'Asile de Bassens ne peut pas encore admettre des pensionnaires de première et de deuxième classe, il laisse ainsi en souffrance les besoins de beaucoup de familles qui sont dans la nécessité de placer leurs malades dans d'autres établissements.

Ces observations sur le service de l'Asile, Monsieur le Préfet, ont pour but de faire constater les exigences de ce service, soit pour les placements à faire, soit pour les placements effectués. Le nombre des malades existant à l'Asile le 1er janvier 1863, 364, approche de la population indiquée plus haut. Mais si, sous le rapport de l'ordre et de la sûreté publique, le nombre des malades admis atteint bientôt l'état normal, les conditions dans lesquelles ils se trouvent ne tarderont pas à être une cause d'insalubrité à raison de l'encombrement créé par l'insuffisance d'emplacement, due à l'inachèvement de l'Asile. Six pavillons destinés aux malades sont encore à construire pour compléter le plan général qui avait été conçu pour 374, et au 1er janvier 1863 ils étaient déjà au nombre de 364.

L'année dernière, j'avais déjà fait pressentir les inconvénients de l'encombrement et exposé les mesures qui étaient prises pour le diminuer, au moins en partie.

Je dois, après l'exposé sommaire des considérations générales sur le service des aliénés des deux départements, faire observer que, malgré le nombre plus grand de placements opérés en faveur des aliénés de la Haute-Savoie durant les années 1860 et 1861, les besoins de la population de ce département sont beaucoup moins satisfaits que ceux de la Savoie. Ce dernier département, dont la population est de 281,103 habitants, entretient à l'Asile 1 aliéné sur 1384 habitants, tandis que celui de la Haute-Savoie, dont la population est de 261,995 habitants, n'y a que 1 aliéné sur 1871 habitants.

Les conditions de la fréquence de la folie paraissent être les mêmes dans les deux départements, peut-être sont-elles plus fréquentes pour la Haute-Savoie, surtout pour l'arrondissement de Thonon. L'abus des spiritueux et certaines causes morales ont dans cette localité une influence pernicieuse plus marquée, à en juger par les admissions qui en proviennent.

Le service des aliénés dans le département de la Savoie est donc plus conforme à l'esprit d'humanité, de morale et de sûreté publique formulé avec tant de sagesse dans la loi du 30 juin 1838 sur les aliénés.

Les bases du Compte-rendu médical annuel reposent sur les admissions, les sorties, les décès et sur les éléments de ces mouvements, soit sur la totalité des malades traités durant l'année.

I.

A l'Asile de Bassens, au 1er janvier 1862, le nombre d'aliénés s'élevait à 335, ainsi répartis :

Aliénés indigents....	Savoie...	Hom. 94	186	Total....	Hom. 166 — 335.
		Fem. 92			Fem. 169
	Hte-Savoie.	Hom. 65	131		
		Fem. 66			
Aliénés pensionnaires	3e classe..	Hom. 3	9		
		Fem. 6			
	4e classe.	Hom. 4	9		
		Fem. 5			

A la même époque de l'année suivante, 1er janvier 1863, les malades étaient au nombre de 364, ainsi qu'il ressort du tableau ci-après :

Aliénés indigents....	Savoie....	Hom. 108	203	Total....	Hom. 186 — 364.
		Fem. 95			Fem. 178
	Hte-Savoie	Hom. 71	140		
		Fem. 69			
	autres dépts	Fem. »	2		
Aliénés pensionnaires	3e classe..	Hom. 5	11		
		Fem. 6			
	4e classe..	Hom. 2	8		
		Fem. 6			

La population a donc augmenté de 29 en 1862, et le nombre d'admission opérées pendant l'année a été de 76.

Le tableau suivant indique comparativement les arrondissements qui ont pourvu à ces admissions.

Admissions effectuées en 1862, réparties par arrondissements.

DÉSIGNATION DES SEXES.	DÉPARTEMENT DE LA SAVOIE. — Arrondissement de				DÉPARTEMENT DE LA HAUTE-SAVOIE. — Arrondisssement de				Autres départements.	TOTAL par SEXE.
	Chambéry.	Albertville.	Moûtiers.	St-Jean.	Annecy.	Bonneville.	St-Julien.	Thonon.		
Hommes.............	13	3	2	3	8	4	2	6	4	45
Femmes..............	9	»	2	2	3	6	1	4	4	31
	22	3	4	5	11	10	3	10	8	76
	34				34					

Quoique le nombre de placements soit égal pour les deux départements, la justesse des considérations antérieures sur le service des aliénés dans les deux départements conserve toute sa valeur.

Les admissions en 1861 se sont élevées à 114 ; il y a donc eu 38 admissions de moins en 1862 qu'en 1861.

Cette diminution du nombre des placements résulte de la satisfaction déjà donnée aux besoins des aliénés des deux départements dans des conditions beaucoup plus larges que celles suivant lesquelles elles avaient lieu antérieurement; elles étaient alors défectueuses, au grand préjudice de la sécurité, de la morale publique et des pauvres aliénés eux-mêmes.

L'Administration départementale, justement émue de l'augmentation considérable et de prime abord anormale du placement de ses malades et des charges fort onéreuses qu'ils entraînaient tout à coup, a cru sage de mettre beaucoup plus de réserve dans les admissions. Cette considération n'est pas étrangère au nombre plus réduit des placements d'office.

Les deniers publics doivent être l'objet de la répartition la plus équitable ; mais quand les intérêts de l'humanité sont en jeu, aucune considération administrative ni économique ne doit mettre obstacle à leur juste et raisonnable satisfaction.

Si l'on doit éloigner de l'Asile certains malades incurables et inoffensifs, dont les familles, par un sentiment condamnable qui rompt un des principaux liens sociaux, désirent se décharger au préjudice des ressources publiques, l'on doit aussi faciliter le traitement des malades curables quels qu'ils soient, dangereux on non.

Pour que le traitement soit fructueux, il faut qu'il soit appliqué dès le début de la maladie et dans une maison spéciale, dans un Asile. Ajourner ou ne pas permettre l'admission d'un aliéné au début de sa maladie sous prétexte qu'il n'est pas dangereux, c'est lui enlever les chances de guérison par la privation des soins voulus. Cette privation est d'autant plus préjudiciable qu'elle est supportée par le pauvre, qui, pour parer aux nécessités de la vie, n'a que son intelligence, sa santé ; ce sont ses capitaux. C'est en outre s'éloigner de l'esprit de la loi sur les aliénés, qui est aussi une loi de bienfaisance et non pas seulement une loi de sûreté.

D'ailleurs, dans sa circulaire du 5 août 1839, relative aux art. 1, 25, 26, 27 et 28 de la loi précitée, S. Exc. M. le Ministre de l'intérieur entre pleinement dans cette manière de voir. « Enfin, dit-il, il faut remarquer que, chez une grande partie « des aliénés, la maladie soignée dans les premiers temps cède

« aux efforts de l'art; tandis que plus tard elle devient incura-
« ble. Tel aliéné qu'aurait guéri un traitement de quelques
« mois, risque, si ce traitement ne lui est pas donné assez tôt,
« de devenir à jamais fou et furieux, et par conséquent de tom-
« ber pour toute sa vie à la charge de la charité publique. Sous
« ce rapport encore, les prescriptions de la loi se trouvent d'ac-
« cord avec les vœux de l'humanité et avec les conseils d'une
« économie éclairée.

« Des places doivent être fondées dans les établissements aux
« frais des départements ; d'abord pour tous les aliénés dange-
« reux qu'il pourra être nécessaire de séquestrer; en second lieu,
« pour tous les aliénés qui, bien que leur état mental ne com-
« promette point l'ordre public ou la sûreté des personnes,
« présentent des probabilités de guérison. Enfin, en dernier lieu
« et autant que possible, pour les aliénés dont la position mal-
« heureuse appelle les secours publics. »

Ces considérations n'ont d'autre portée que de venir à l'appui des données émises plus haut sur le service des aliénés et qui font porter à 400 au moins le nombre des malades que les deux départements de la Savoie et de la Haute-Savoie doivent faire traiter à l'Asile de Bassens.

C'est dans l'arrondissement de Chambéry que le service des aliénés s'effectue avec le plus de régularité. En se basant sur le nombre des malades existant à l'Asile le premier janvier 1863 et en tenant compte de la population de chaque arrondissement, comme de chaque département, on a les proportions suivantes :

Tableau comparatif de la population de chaque arrondissement avec le nombre de malades existant à l'Asile le 1er Janvier 1863.

DÉPARTEMENTS.	ARRONDISSEMENTS.	ALIÉNÉS existant à l'Asile le 1er janvier 1863.		POPULATION.	NOMBRE d'aliénés sur 1,000 habitants.
SAVOIE	Chambéry.	Hommes 77, Femmes 78	155	154.215	1.004
	Albertville.	Hommes 10, Femmes 5	15	35.495	0.422
	Moûtiers.	Hommes 11, Femmes 7	18	38.832	0.406
	St-Jean de Mau.	Hommes 13, Femmes 11	24	52.561	0.456
			212	281.103	0.718
HAUTE-SAVOIE ...	Annecy.	Hommes 33, Femmes 34	67	82.510	0.812
	Bonneville.	Hommes 14, Femmes 17	31	72.614	0.426
	St-Julien.	Hommes 11, Femmes 9	20	52.016	0.384
	Thonon.	Hommes 15, Femmes 14	29	54.855	0.528
			147	261.995	0.561

Les villes fournissent donc proportionnellement plus d'aliénés, mais il ne faut pas perdre de vue que les chiffres sus-énoncés sont l'expression des données basées sur la population de l'Asile et n'ont qu'une valeur relative. Afin d'obtenir des données avec un caractère positif sur la proportion du nombre d'aliénés dans les divers arrondissements, il faudrait procéder à une statistique qui serait le résultat du nombre d'aliénés existant dans les familles et à l'Asile.

Néanmoins il est bien établi que les causes physiques et surtout les causes morales de la folie sont plus nombreuses dans les grandes villes : là, en effet, la raison humaine rencontre plus de motifs de succomber ; là s'agitent davantage les passions de toute sorte ; là se préparent les déceptions les plus cruelles ; là se présentent les lendemains qui ne laissent plus aux blessés d'une civilisation mal comprise que trois portes fatales : la folie, le suicide et le bagne, lorsqu'ils n'ont, pour les soutenir dans leur chute, aucun appui moral.

Dans les centres moins populeux et dans les campagnes, les causes sont moins nombreuses et le contingent de la folie est moins considérable. Il y a une circonstance qui augmente aussi en apparence la population des aliénés des villes et qui semble diminuer celle des petites localités et des campagnes ; c'est la sollicitude des populations urbaines à faire traiter leurs aliénés, et l'incurie souvent coupable des populations rurales pour atteindre le même but, soit à cause des difficultés qu'elles rencontrent, soit à cause des préjugés dont ces malheureux sont encore l'objet.

L'administration intelligente des villes et les mesures de police qu'on y prend, rendent nécessaire le placement d'un aliéné qui, dans la campagne, demeurera longtemps livré au vagabondage ; ce sera l'accomplissement de quelque sinistre qui obligera d'aviser à pourvoir à sa triste position. Alors se présentent les conditions d'incurabilité pour l'aliéné et les charges indéfiniment onéreuses pour les deniers publics.

Souvent aussi la crainte de concourir à l'entretien du malade à l'Asile, ou de déplaire à une famille, sera un motif pour le chef de l'administration communale de s'abstenir de signaler à l'autorité supérieure la présence d'un aliéné qui peut, d'un moment à l'autre, compromettre la société.

Sous le rapport médical proprement dit, ce qui établit une proportion beaucoup moins malheureuse pour le nombre d'aliénés dans les campagnes et les petites villes que dans les grands centres, c'est l'existence plus limitée des maladies nerveuses dans les premières conditions que dans les secondes.

Après ces considérations sur la proportion des causes de la folie entre les grands centres et les campagnes, voici les diverses circonstances qui se sont présentées dans les admissions de 1862 à l'Asile.

Le tableau suivant représente l'époque des admissions.

Classement par mois des admissions effectuées durant l'année 1863.

MOIS DES ADMISSIONS.	DÉPARTEMENTS de la Savoie.		DÉPARTEMENTS de la Hte-Savoie		AUTRES départements.		PENSIONNAIRES de 3e classe.		PENSIONNAIRES de 4e classe.		TOTAL.		
	Hommes	Femmes	Hommes	Femmes	Hommes	Femmes	Hommes	Femmes	Hommes	Femmes	Hommes	Femmes	Deux sexes.
Janvier	»	1	»	»	1	»	»	»	»	»	1	1	2
Février	»	1	2	1	»	»	»	»	»	»	2	2	4
Mars	2	»	»	»	»	»	»	»	»	»	2	»	2
Avril	3	3	1	2	»	1	»	»	»	2	4	8	12
Mai	4	2	»	2	»	»	1	»	»	»	5	4	9
Juin	1	»	2	1	»	1	»	»	»	»	3	2	5
Juillet	2	1	5	4	»	1	»	»	1	»	8	6	14
Août	1	1	1	2	»	»	»	»	1	»	3	3	6
Septembre	4	1	1	»	»	»	1	1	»	»	6	2	8
Octobre	2	»	1	»	1	»	»	»	»	»	4	»	4
Novembre	»	»	3	»	»	»	»	»	»	»	3	»	3
Décembre	1	»	3	2	»	»	»	»	»	1	4	3	7
	20	10	19	14	2	3	2	1	2	3	45	31	76
	30		33		5		3		5		76		

C'est pendant les mois d'avril et de juillet que le plus grand nombre d'admissions a eu lieu ; il y en a eu 12 pour le premier mois et 14 pour le deuxième. Ces chiffres sont en rapport avec les données de la science; c'est en effet au printemps et dans les grandes chaleurs que le dérangement des fonctions physiologiques est plus facile, surtout pour les habitants de la campagne.

Les éléments de la population qui alimente l'Asile sont en très grande majorité, par la nature de leurs travaux, appelés à la vie des champs. Bien souvent aussi, le printemps et les grandes chaleurs, par leur influence, modifient l'état de certains aliénés au point d'obliger les familles de les placer dans un Asile, ce qui augmente aussi le nombre des admissions qui ont lieu à ces périodes de l'année.

Les causes présumées de l'aliénation mentale des malades admis en 1862 sont classées dans ce cadre.

Classement des admissions de 1862 d'après les causes présumées de la folie.

CAUSES PRÉSUMÉES DE L'ALIÉNATION MENTALE.	DÉPARTEMENTS de la Savoie.		DÉPARTEMENTS de la Hte-Savoie		AUTRES départements.		PENSIONNAIRES de 3e classe.		PENSIONNAIRES de 4e classe.		TOTAL.		
	Hommes	Femmes	Hommes	Femmes	Hommes	Femmes	Hommes	Femmes	Hommes	Femmes	Hommes	Femmes	Deux sexes.
Hérédité	8	1	5	6	»	1	1	1	»	2	14	11	25
Onanisme et abus vénériens	1	1	1	1	»	»	1	»	»	»	3	2	5
Excès alcooliques	1	»	2	»	»	»	»	»	1	»	4	»	4
Vice congénital	»	»	»	1	»	»	»	»	»	»	»	1	1
Epilepsie	2	»	1	»	»	»	»	»	»	»	3	»	3
Autres maladies	»	2	2	3	»	»	»	»	»	»	2	5	7
Chutes, coups et blessures	»	»	1	1	»	»	»	»	»	»	1	1	2
Chagrins domestiques	2	2	3	1	»	1	»	»	»	»	5	4	9
Frayeur	2	1	»	»	»	»	»	»	»	1	2	2	4
Autres causes et causes inconnues	4	3	4	1	2	1	»	»	1	»	11	5	16
	20	10	19	14	2	3	2	1	2	3	45	31	76
	30		33		5		3		5		76		

L'hérédité, comme les années précédentes, tient le premier rang parmi les causes de la folie, et la proportion, relativement à 1861, en est bien plus forte. En effet, sur 114 aliénés admis en 1861, 28 avaient été les victimes du plus triste héritage; tandis qu'en 1862, sur 76 admissions, 25 ont eu l'hérédité pour cause : c'est environ le tiers qui tient lieu du quart.

L'influence de l'hérédité sur le développement de la folie est bien moins grande dans nos départements que dans les localités où l'intérêt seul préside trop souvent aux alliances. Les considérations morales qui doivent toujours passer les premières lorsqu'il s'agit de mariage, ont encore chez nous beaucoup de valeur. La classe moyenne, qui semble avoir mission de réparer les dégénérescences souvent produites par le luxe et la débauche, est celle qui met le plus de circonspection dans ses unions.

Après l'hérédité, les causes les plus fréquentes de l'aliénation mentale sont les chagrins domestiques. Ces causes ont certainement une filiation avec celles qui proviennent de l'hérédité. Les chagrins domestiques ne sont-ils pas le plus souvent l'effet de ces existences héréditairement maladives, à idées bizarres, à humeur querelleuse, existences soucieuses, inquiètes, tourmentées, toujours jalouses, toujours ambitieuses et jamais satisfaites et qui occupent la zone étroite qui sépare la raison de la folie? Malheur à ces individualités, si le contre-poids moral, celui de la religion surtout, ne vient pas contrebalancer les impulsions naturelles viciées.

Souvent aussi les chagrins domestiques qui troublent et parfois abolissent la raison après avoir bouleversé les sentiments, sont le fait de la main de la Providence, qui frappe de la manière la plus inattendue pour des motifs dont elle seule a le secret.

Les chagrins domestiques, surtout ceux qui proviennent des revers de fortune, peuvent être considérés dans certaines circonstances comme la cause de la folie, tandis qu'ils n'en sont que l'effet. Ainsi, par exemple, tel industriel entreprend une opération commerciale sous l'influence d'un délire qu'il a pu cacher à tout le monde; cette opération, reposant sur une idée délirante, échoue; il est ruiné. Tous diront : la ruine a causé la folie; et c'est la folie qui a amené la ruine.

Les malades par excès alcooliques admis en 1862 ne sont qu'au nombre de 4; mais il est probable que plusieurs de ceux qui, par défaut de renseignements, figurent dans la colonne des causes inconnues, doivent leur folie à cette cause. Les abus alcooliques, qui appellent les abus vénériens, se propagent d'une manière effrayante, et leurs résultats sont d'autant plus désastreux que les liqueurs absorbées contiennent souvent, par suite des sophistications, des substances plus nuisibles à la santé que l'alcool lui-même.

La date d'invasion de la folie, pour les aliénés admis en 1862, est répartie ainsi dans le tableau ci-après :

Date de l'invasion de la folie pour les aliénés admis à l'Asile en 1862.

DURÉE DE LA MALADIE AU MOMENT DE L'ENTRÉE DANS L'ÉTABLISSEMENT.	DÉPARTEMENTS de la Savoie.		DÉPARTEMENTS de la H^te^-Savoie		AUTRES départements.		PENSIONNAIRES de 3e classe.		PENSIONNAIRES de 4e classe.		TOTAL.		
	Hommes	Femmes	Hommes	Femmes	Hommes	Femmes	Hommes	Femmes	Hommes	Femmes	Hommes	Femmes	Deux sexes.
Un an et au-dessous	7	5	9	8	»	2	»	»	1	2	17	17	34
Un an à trois ans	6	2	7	»	»	1	1	1	1	1	15	5	20
Trois ans à six ans	3	»	2	3	1	»	»	»	»	»	6	3	9
Six ans à dix ans	2	1	1	1	1	»	»	»	»	»	4	2	6
Dix ans et au-dessus	1	2	»	1	»	»	»	»	»	»	1	3	4
Vice congénital	1	»	»	1	»	»	1	»	»	»	2	1	3
	20	10	19	14	2	3	2	1	2	3	45	31	76
	30		33		5		3		5		76		

Le nombre des guérisons, relativement aux malades admis, fera constater ultérieurement l'amélioration qui a eu lieu en 1862 sous le rapport d'opportunité d'admission. En effet, en 1861, sur 114 admissions, 15 seulement avaient pour motif une folie datant de moins de 1 an, et 28 de 1 an à 3 ans; en 1862, sur 76 malades admis, 34 n'étaient aliénés que depuis 1 an et 20 depuis 3 ans. La moyenne des admissions des aliénés dont la folie datait de moins d'un an n'était en 1861 que de 13 sur 100, tandis qu'en 1862 elle s'élève à 44 sur 100.

Les chances de guérison sont d'autant plus favorables que la folie a été traitée à une époque plus rapprochée de son début, et sauf des exceptions bien rares, un aliéné peut être considéré comme incurable lorsque sa maladie date de 3 ans. Pour établir dans une proportion vraie le nombre de guérisons sur celui des malades admis, il ne faut pas imputer sur les malades incurables les chances de guérison; ce nombre se limite donc, pour 1862, à 54. Ceux-là seulement forment les éléments sur lesquels reposent les succès à obtenir.

L'humanité et les finances départementales trouveraient largement leur compte à ce que les admissions eussent lieu au début de la maladie. Les guérisons, alors plus nombreuses, plus assurées, rendent des hommes à la société, consolent les familles et dégrèvent les charges d'entretien indéfiniment prolongées à l'Asile pour les aliénés incurables.

Le tableau suivant, qui répartit les admissions par la nature de la folie, fait constater que la lypémanie et la manie sont les deux variétés qui, comme l'année précédente, occupent le premier et le deuxième degré par leur fréquence.

Répartition des admissions par nature de folie.

CARACTÈRES DE LA MALADIE.	DÉPARTEMENTS de la Savoie.		DÉPARTEMENTS de la Hte-Savoie		AUTRES départements.		PENSIONNAIRES de 3e classe.		PENSIONNAIRES de 4e classe.		TOTAL.		
	Hommes	Femmes	Hommes	Femmes	Hommes	Femmes	Hommes	Femmes	Hommes	Femmes	Hommes	Femmes	Deux sexes.
Monomanie	3	2	»	3	1	»	»	»	»	1	4	6	10
Lypémanie	9	2	4	5	»	1	1	»	1	1	15	9	24
Manie	4	5	11	5	1	2	»	»	1	1	17	13	30
Démence	1	1	»	»	»	»	»	»	»	»	1	1	2
Idiotie	»	»	»	1	»	»	1	»	»	»	1	1	2
Autres espèces de maladies mentales	2	»	3	»	»	»	»	1	»	»	5	1	6
Individus admis et reconnus non aliénés	1	»	1	»	»	»	»	»	»	»	2	»	2
Total par sexe	20	10	19	14	2	3	2	1	2	3	45	31	76
Total général	30		33		5		3		5		76		

Ainsi, sur 76 admissions, il y a eu 24 lypémanes et 30 maniaques. Les monomanies viennent ensuite.

L'âge et l'état civil des aliénés qui représentent les admissions de 1862, sont indiqués dans le tableau ci-après :

AGE ET ÉTAT-CIVIL.		DÉPARTEMENTS de la Savoie.		DÉPARTEMENTS de la Hte-Savoie		AUTRES départements.		PENSIONNAIRES de 3e classe.		PENSIONNAIRES de 4e classe.		TOTAL.		
		Hommes	Femmes	Hommes	Femmes	Hommes	Femmes	Hommes	Femmes	Hommes	Femmes	Hommes	Femmes	Deux sexes.
Age	Au-dessous de 20 ans...	»	2	2	»	»	1	»	»	»	»	2	3	5
	de 20 à 40 ans.......	14	4	10	8	1	2	2	1	2	2	29	17	46
	de 40 à 60 ans.......	2	4	7	6	1	»	»	»	»	1	10	11	21
	De 60 ans et au-dessus..	4	»	»	»	»	»	»	»	»	»	4	»	4
		20	10	19	14	2	3	2	1	2	3	45	31	76
		30		33		5		3		5		76		
Etat civil	Mariés...........	5	1	5	3	»	1	1	»	»	2	11	7	18
	Célibataires.......	13	5	14	10	2	2	1	1	2	1	32	19	51
	Veufs...........	2	4	»	1	»	»	»	»	»	»	2	5	7
		20	10	19	14	2	3	2	1	2	3	45	31	76
		30		33		5		3		5		76		

Comme il est généralement reconnu, les âges qui fournissent le plus fort contingent de malades sont ceux qui embrassent la période de 20 à 40 ans. C'est pendant cette période que tous les éléments qui constituent les causes prédisposantes et déterminantes de la folie, rencontrent principalement des circonstances qui favorisent leur évolution. C'est aussi cette période qui représente la vie militante et tous ses dangers. Après 40 ans, les chiffres diminuent de plus de moitié.

Ainsi que l'année précédente, les célibataires ont fourni le plus grand nombre d'aliénés : en 1862, sur 76 admissions, 51 sont représentées par des célibataires ; ce qui constitue les deux tiers des malades reçus. Les statistiques récentes de S. Exc. le Ministre de la justice relèvent, sur le nombre des criminels, une considérable proportion de célibataires.

Pourquoi le célibat fournit-il le plus fort contingent au crime et à la folie ? Ce n'est point le lieu de chercher à résoudre ce problème médico-social, qui pourrait révéler de profonds enseignements. Le *Vœ soli* de l'Ecriture a-t-il des conséquences plus étendues ?

Le tableau suivant classe les professions des aliénés admis en 1862.

Classement des admissions effectuées en 1862 d'après les professions.

DÉSIGNATION DES PROFESSIONS.	DÉPARTEMENTS de la Savoie.		DÉPARTEMENTS de la Hte-Savoie.		AUTRES départements.		PENSIONNAIRES de 3e classe.		PENSIONNAIRES de 4e classe.		TOTAL.		
	Hommes	Femmes	Hommes	Femmes	Hommes	Femmes	Hommes	Femmes	Hommes	Femmes	Hommes	Femmes	Deux sexes.
Professions libérales..........	3	»	»	»	2	»	»	»	»	»	5	»	5
Rentiers et propriétaires........	»	»	»	»	»	»	»	»	»	»	»	»	»
Profession industrielles et commerciales................	»	»	»	1	»	»	1	»	»	»	1	1	2
Professions manuelles et mécaniques....................	4	2	4	3	»	1	»	»	1	1	9	7	16
Professions agricoles..........	9	3	11	7	»	»	»	»	1	1	21	11	32
Gens à gage................	2	1	»	»	»	»	»	»	»	»	2	1	3
Autres professions............	»	»	4	1	»	1	»	»	»	1	4	3	7
Sans professions.............	2	4	»	2	»	1	1	1	»	»	3	8	11
	20	10	19	14	2	3	2	1	2	3	45	31	76
	30		33		5		3		5		76		

Comparativement à l'année dernière, la population de la campagne a fourni un plus fort contingent ; ainsi, sur les 76 admissions effectuées en 1862, près de la moitié, 32, est prise dans les populations agricoles. Les autres professions sont en nombre bien inférieur. Beaucoup d'aliénés classés dans les colonnes : sans profession, gens à gages et professions manuelles et mécaniques, peuvent à la rigueur être considérés comme travaillant les champs. Chaque petit industriel, dans les villes de peu d'importance, n'a-t-il pas, chez nous, son coin de terre qui souvent lui est plus profitable qu'une profession particulière qu'il n'exerce parfois que pendant l'hiver ?

Il faut conclure qu'en réalité, les trois quarts au moins de la population de l'Asile de Bassens est composée par des malades habitués aux travaux rustiques.

Telles sont, Monsieur le Préfet, les conditions qui se sont présentées dans le mouvement des admissions pour l'année 1862.

II.

Proportionnellement au nombre des admissions, soit 76, le nombre des sorties est très élevé en 1862; elles atteignent presque la moitié des entrées. Elles sont au nombre de 34 et ont eu lieu de la manière suivante :

Pour cause de guérison	....	20	34.
Id.	d'amélioration	8	
Id.	d'évasion..........	1	
Id.	de repatriement.....	5	

Il a été dit plus haut que les chances de guérison étaient d'autant plus favorables que la maladie était traitée à une époque plus rapprochée de son invasion. Au début, les succès dans le traitement de la folie sont représentés par une guérison sur trois cas, et les chances avantageuses diminuent d'autant plus que l'époque de l'aliénation mentale est plus ancienne.

Dans le tableau suivant sont groupées les diverses conditions concernant les malades qui ont fourni le contingent des sorties.

Etat civil, âge et caractère de l'aliénation mentale des malades sortis en 1862.

ÉTAT CIVIL, AGE ET CARACTÈRE DE L'ALIÉNATION MENTALE, CAUSES DES SORTIES.		DÉPARTEMENT de la Savoie		DÉPARTEMENT de la Haute-Savoie		Autres départements		PENSIONNAIRES de 3e classe.		PENSIONNAIRES de 4e classe.		TOTAL.		
		Hom.	Fem.	Hom.	Fem.	Hom.	Fem.	Hom.	Fem.	Hom.	Fem.	Hom.	Fem.	2 sexes.
Etat civil ...	mariés	«	1	1	2	1	«	1	1	«	1	3	5	8
	veufs	1	«	«	1	«	«	«	«	«	1	1	2	3
	célibataires	5	3	5	5	3	2	«	«	«	«	13	10	23
Age ...	de 20 ans et au-dessous	1	1	«	«	«	1	«	«	«	«	1	2	3
	de 20 à 30 ans	3	2	3	4	«	«	«	1	«	«	6	7	13
	de 30 à 40 ans	«	1	2	2	«	1	1	«	«	1	3	5	8
	de 40 à 50 ans	1	«	»	1	2	«	«	«	«	«	3	1	4
	de 50 ans et au-dessus	1	«	1	1	2	«	«	«	«	1	4	2	6
Caractère de l'aliénation.	Monomanie	«	1	«	2	«	«	«	1	«	1	«	5	5
	Lypémanie	«	2	«	3	1	1	1	«	«	1	2	7	9
	Manie	5	1	4	3	2	1	«	«	«	«	11	5	16
	Démence	1	«	«	«	1	«	«	«	«	«	2	«	2
	Autres maladies mentales	«	«	2	«	«	«	«	«	«	«	2	«	2
Cause des sorties.	Guérison	4	4	3	8	1	«	«	«	«	«	8	12	20
	Amélioration	2	«	1	«	1	«	1	1	«	2	5	3	8
	Evasion	«	«	1	«	«	«	«	«	«	«	1	«	1
	Repatriement et autres causes.	«	«	1	«	2	2	«	«	«	«	3	2	5
TOTAL		6	4	6	8	4	2	1	1	«	2	17	17	34

En 1862, sur 76 aliénés admis, 34 étaient malades depuis moins d'un an, 20 l'étaient depuis trois ans, et les autres 22, d'une date plus ancienne. Les 54 qui forment les deux premières catégories sont donc les seuls qui doivent entrer en compte comme ayant présenté des chances de guérison.

Les sorties par guérison étant au nombre de 20, et les aliénés admis considérés comme curables, c'est-à-dire dont la folie ne remonte pas à une date plus ancienne de 3 ans, étant au nombre de 54, la proportion de 1 guérison sur 2,70 a donc été obtenue en 1862.

Pour apprécier combien cette proportion de 1 guérison sur 2,70 malades est avantageuse, il ne faut pas perdre de vue que, sur les autres sorties, il y en a eu 8 pour cause d'amélioration.

Comme je l'ai exposé dans mon dernier Compte-rendu médical, en établissant la proportion des guérisons sur les éléments du mouvement annuel, on est dans les limites de la vérité; les éléments des années antérieures qui entrent en compte pour l'année courante sont compensés par les éléments annuels qui entrent en compte pour les années suivantes.

La durée du traitement des malades sortis pour guérison est ainsi répartie :

Durée du traitement des aliénés sortis pour cause de guérison.

DURÉE du TRAITEMENT.	DÉPARTEMENTS de la				Autres Départements.		PENSIONNAIRES de				TOTAL.		
	Savoie.		Haute-Savoie.				3ᵉ classe.		4ᵉ classe.				
	Hom.	Fem.	Hom.	Fem.	Hom.	Fem.	Hom.	Fem.	Hom.	Fem.	Hom.	Fem.	2 sexes.
Moins de 3 mois..............	«	1	«	2	«	«	«	«	«	«	«	3	3
De 3 à 6 mois..............	«	1	1	1	«	«	«	«	«	«	1	2	3
De 6 à 9 mois..............	«	2	2	3	1	«	«	«	«	«	3	5	8
De 9 mois à 1 an............	2	«	«	1	«	«	«	«	«	«	2	1	3
De 1 an à 18 mois...........	1	«	«	«	«	«	«	«	«	«	1	«	1
De 18 mois et au-dessus......	1	«	«	1	«	«	«	«	«	«	1	1	2
	4	4	3	8	1	«	«	«	«	«	8	12	20
	8		11		1		«		«		20		

Huit mois seraient donc la durée moyenne du traitement des aliénés sortis pour cause de guérison en 1862.

Si le nombre des succès justifie la valeur de la méthode de traitement, on peut en conclure que celle suivie à l'Asile de Bassens donne des résultats supérieurs à ceux obtenus dans les meilleures conditions. En effet, 1 guérison sur 3 malades traités au début de la maladie représente le succès; 1 guérison sur 2,70 malades dont la folie, pour la plupart, remonte à 3 ans, est un succès supérieur.

Je crois utile, Monsieur le Préfet, de vous exposer à grands traits sur quoi repose la médication employée à l'Asile : elle consiste à satisfaire aux indications générales et particulières qui se déduisent de l'état somato-psychique des malades, à les replacer par tous les moyens dont on dispose, dans des positions autant que possible semblables à celles dans lesquelles ils vivaient avant l'invasion de la folie. De cette donnée absolue découlent le traitement physique et le traitement moral.

Il est inutile de dire que le traitement physique et moral de la folie suppose préalablement un Asile qui corresponde à la pensée d'Esquirol, qui dit qu'*une maison d'aliénés est le premier moyen de traitement*, qu'*entre les mains d'un médecin habile, c'est l'agent thérapeutique le plus puissant contre les maladies mentales.* Cet agent, lorsque l'Asile de Bassens sera complétement achevé, sera représenté de la manière la plus large et la plus heureuse.

Mais, si les conditions matérielles d'un Asile ont une si grande importance, d'après l'avis des maîtres de la science, sur les résultats du traitement de la folie, les conditions médico-administratives qui doivent féconder tous les éléments de réussite que représentent les conditions premières sont aussi de la plus haute nécessité.

L'expérience prouve chaque jour que la sublime mission réservée à la Médecine envers les plus malheureux de tous, envers les aliénés, celle de guérir quelquefois, de soulager souvent et de consoler toujours, ne peut être remplie sans que la Charité entre en collaboration avec Elle.

Sur le fronton des Asiles d'aliénés, on devrait personnifier la Médecine, son flambeau à la main, éclairant la Charité.

Les succès vrais exigent que les malades soient de la manière la plus absolue sous la dépendance immédiate et constante du Médecin, et que le feu sacré de la charité vienne, de sa douce chaleur, mettre en mouvement tout ce qui doit traduire les indications médicales, pour arriver à la guérison, au soulagement et à la bonne tenue des malades.

En laissant à l'homme de l'art, comme le veut la logique la plus vulgaire, et comme l'expérience en a démontré la nécessité, le droit d'éclairer, d'*ordonner* toujours lorsqu'il s'agit de malades, et à la charité, la belle et trop méconnue mission de féconder ses inspirations, il y a certitude de succès.

Pourquoi la Charité éclairée par la Médecine est-elle nécessaire dans le traitement de la folie ? Esquirol a répondu que, *pour être digne et capable de servir les aliénés, il fallait les aimer.*

Des considérations plus élevées que celles de l'ordre matériel sont indispensables pour développer cet amour des aliénés qui se résume dans une vie d'abnégation, de dévouement, de sacrifices, de travail et de dangers. Or, cette vie la charité seule peut la motiver.

Pour tous ceux qui ont vécu longtemps avec les malades, cette pensée leur est familière, et M. l'Inspecteur général Parchappe, l'un des hommes qui ont rendu les plus grands services à la cause des aliénés, soit sous le rapport scientifique, soit sous le rapport des améliorations apportées dans l'assistance de ces malheureux, l'a noblement exprimé dans son discours à l'occasion de l'érection de la statue d'Esquirol à Charenton :

« Si parmi ceux qui m'écoutent, dit-il en parlant de l'hom-
« mage rendu à Esquirol, il n'en est aucun qui ait besoin de
« cet exemple pour continuer à embrasser dans un amour infini
« les malheureux insensés et à consacrer un dévouement sans
« borne à leur cause, combien n'en est-il pas qui ont besoin
« d'être soutenus dans une vie d'abnégation et de sacrifice, par
« la perspective de ces témoignages de gratitude et d'estime
« qu'on marchande trop souvent aux vivants.

« N'oublions pas que, même pour le savant, cette vie n'est qu'une épreuve, et que le temps de la justice est au delà.

« Ne craignons pas de placer trop haut notre but, et trop loin
« nos espérances. C'est le droit de l'homme d'aspirer aux palmes
« immortelles.

« Le dévouement et le travail ont leur récompense assurée « dans le témoignage de la conscience et la justice de Dieu (1). »

Avec l'application de ces principes, le traitement de la folie devient plus sûr et plus facile.

Les principes qui doivent présider à la médication de l'aliénation mentale sont aussi nombreux que variés. Savoir proportionner et approprier les soins aux besoins, est la condition

---

(1) L'érection de la statue d'Esquirol a eu lieu à Charenton le 22 novembre 1862; la cérémonie a été présidée par M. le docteur Parchappe, inspecteur général du service des aliénés.

La Savoie a aussi une dette de reconnaissance envers les hommes qui se sont dévoués à la plus grande des infortunes. Fodéré a déjà sa statue dans sa ville natale, Saint-Jean-de-Maurienne; mais Daquin et Duclos attendent la glorification de leurs services.

En 1851, l'Administration des aliénés du Duché de Savoie, par un sentiment aussi honorable pour elle que pour celui qui en est l'objet, a déjà fait placer dans le cimetière de Châteauneuf, sur la tombe de Duclos, une pierre tumulaire sur laquelle est sculpté son médaillon avec l'inscription suivante :

AU DOCTEUR
PIERRE-JOSEPH-AUG. DUCLOS
D'HAUTEVILLE
MEDECIN-ALIENISTE
DECEDE LE XXII MARS MDCCCLI
A L'AGE DE XLVI ANS.

LES ADMINISTRATEURS DE L'ETABLISSEMENT DU BETON
EN TEMOIGNAGE DE LEURS REGRETS.

**Père et Providence des aliénés,
il leur prépara un nouvel asile,
leur consacra sa vie entière
et son dernier mot fut pour eux.**

Oui, c'est bien au docteur Duclos qu'est dû le plan général de l'Asile de Bassens. M. l'architecte P.-M. Dénarié, confident de sa pensée médicale qu'il a traduite avec un talent et un savoir reconnu par tous les Médecins-aliénistes les plus compétents,

fondamentale ; elle comporte des mesures mixtes, ressortant du domaine des moyens moraux et de celui des moyens physiques. Il est tout aussi injuste de créer aux aliénés des besoins inconnus que de leur imposer des privations. Le Médecin-aliéniste doit donc avoir une connaissance pratique vraie et raisonnée des mœurs et des conditions d'existence des malades qui lui sont confiés, afin de pouvoir établir ses moyens d'action.

---

possède un plan de l'établissement sur lequel sont tracées les lignes suivantes qui disent ce qu'a été Duclos : « Cette partie a encore besoin d'être étudiée... Je ne puis « plus être votre collaborateur, mon cher ami ; mais travaillez avec soin, consultez « et faites quelque chose digne de votre talent, digne de son appropriation et de notre « pays. J'avais encore beaucoup à dire et à faire, soit avant, soit pendant l'exécution « des plans du nouvel Asile ; mais la mort est sans miséricorde ! En cas de besoin, « priez l'Administration de vous permettre d'aller consulter le savant spécialiste « Girard, médecin de l'Asile d'Auxerre ; il s'empressera de vous donner tous les « conseils nécessaires. Adieu, 21 mars 1851. — Duclos. » Et le 22, à cinq heures et demie du matin, il n'était plus !...

Le sacrifice de sa vie aux aliénés n'a pas satisfait Duclos, il a encore voulu leur léguer une partie de sa fortune, en assurant à l'Asile une rente perpétuelle pour l'entretien d'un malade.

On a de lui les ouvrages suivants :

1° *Etudes médicales sur quelques établissements d'aliénés de France*. 1 vol. in-4°, 400 pages, Chambéry, 1846.

2° *Mémoire pour servir à la création d'un Asile d'aliénés en Savoie*. 1 vol. in-4°, 107 pages, Chambéry, 1846.

3° *Notes et observations sur la législation des aliénés*. 1 vol. in-8° de 200 pages, Chambéry, 1851.

L'importance et la valeur de ces écrits en exigent la lecture.

En attendant mieux, une pensée de reconnaissance, qui sauvegarde en même temps la susceptibilité des malades en excluant des dénominations insignifiantes et parfois pénibles, a donné à chaque bâtiment habité par les aliénés à Bassens le nom d'un bienfaiteur. Ainsi, la division des femmes porte sur les quatre pavillons qui leur sont destinés les noms de Daquin, Esquirol, Duclos et St Anthelme. La division des hommes porte ceux de Pinel, Fodéré, de Boigne et Amédée IX.

Les noms de Pinel, Esquirol, Fodéré et Duclos ont pour tous leur raison d'être. Daquin, de Chambéry, a la priorité sur Pinel pour le traitement de la folie ; cette priorité a été constatée en diverses circonstances, et notamment en 1854, à la suite

L'ordre et la discipline sont indispensables dans un Asile et concourent à former les éléments de traitement. Pour obtenir l'ordre, et dans l'application des mesures disciplinaires ou de répression, la règle générale et invariable qui doit être suivie est de *réprimer* sans *jamais nuire.*

Les mots répression et folie paraissent non-seulement incompatibles, mais ils réveillent encore de prime abord l'idée d'injustice. Quand la folie implique l'abolition complète de la raison et par là de la responsabilité, il y aurait crime à punir ; mais, quand la raison n'est que voilée, et que le trouble de l'entendement et de la volonté n'est que partiel, il y a justice de proportionner la responsabilité au degré d'intelligence et de volonté qui demeure au service de l'aliéné. Ce degré de volonté et d'intelligence doit servir de fondement pour la réédification de la raison.

Il faut, il est vrai, que ceux qui vivent avec les aliénés soient eux-mêmes atteints de la sublime folie du dévouement. Cependant ce dévouement ne doit pas être aveugle : il doit s'assurer du résultat et ne pas être dupe d'illusions généreuses.

Il est nécessaire de savoir discerner la maladie du vice, et

---

d'un débat solennel, dans la Société médicale d'émulation de Paris. En 1791 il dédiait à l'Humanité la première édition de la *Philosophie de la folie*; en 1804, la deuxième édition était dédiée à Pinel.

A M. B. de Boigne, qui a semé tant de bienfaits sur son pays, est due en partie la création de l'œuvre des aliénés en Savoie. Une rente annuelle de 15,000 fr. éternise ses bienfaits.

En 1468, lorsque nulle part encore on n'avait fait construire des hôpitaux pour les aliénés, Amédée IX, dit le Bienheureux, duc de Savoie, beau-frère de Louis XI par Yolande de France, faisait élever à Genève un hôpital pour les *insensés*.

A la Savoie reviendrait la priorité de bienfaisance et la priorité scientifique.

L'élément religieux est trop influent dans le traitement de la folie pour omettre de placer les aliénés sous la protection d'un saint de la Savoie; et St Anthelme a aussi été un bienfaiteur de l'humanité.

souvent ils sont en compagnie. L'inconscience et l'irrésistibilité caractérisent les actes qui sont le fait du premier état et leur assurent l'irresponsabilité ; tandis que ceux qui sont accomplis dans la seconde manière d'être, sont plus ou moins volontaires et passibles d'une responsabilité relative.

Un Asile d'aliénés sans discipline appropriée, serait un laboratoire d'incurabilités. Elle est d'autant plus nécessaire que les aliénés sont, par le désordre de leurs idées, poussés au désordre des actes ; et sans discipline on ne peut pas obtenir l'ordre ni le maintenir. Chaque jour, en suivant les règles précédentes, le Médecin-aliéniste conseille, avertit, encourage, récompense, prévient, menace, blâme, réprime et punit. Toutes ces opérations se pratiquent dans des mesures relatives. D'ailleurs, ne constituent-elles pas en partie les éléments du traitement moral?

Les idées que l'on a en général sur la responsabilité des aliénés se modifieraient au grand avantage de la justice et de l'humanité, si, pour l'appréciation de cette responsabilité, le degré d'altération de la raison était pris en sérieuse considération.

On a dit que les aliénés sont de grands enfants dont l'éducation est à refaire. Il faut donc leur appliquer les règles générales de la pédagogie.

Les moyens de traitement physique varient avec les malades; la thérapeutique, dans ses applications, doit être en rapport avec l'individu auquel elle est destinée. Celle qui est suivie pour une population urbaine ne réussirait pas pour une population agricole. C'est l'application de ces moyens qui exige du Médecin beaucoup de tact et de sagacité.

Néanmoins, il est des principes généraux qui sont partout de bon aloi, à raison des succès qu'ils procurent ; à Bassens, ils se résument :

1° Dans la rigoureuse observation des lois de l'hygiène par leur exécution la plus large.

2° Dans une nourriture abondante et saine, conforme, et généralement de qualité supérieure à celle des malades avant la folie. C'est surtout pour les aliénés indigents que cette condition est exigée : il ne faut pas oublier, du reste, que l'aliénation mentale est souvent accompagnée ou suivie d'un état d'adynamie auquel il faut remédier par les toniques. Un régime analeptique doit en être la base.

3° Dans toutes les ressources que fournit l'hydrothérapie dans le sens le plus absolu, c'est-à-dire l'usage des bains sous toutes les formes suivant lesquelles ils sont administrés dans les établissements balnéaires les mieux organisés.

4° A surveiller avec la sollicitude la plus scrupuleuse toutes les modifications physiologiques et pathologiques qui se présentent dans le cours de la maladie, afin de saisir les circonstances propres à contribuer à la réussite du traitement.

Si en général il est beaucoup plus facile de dire que de faire, c'est spécialement au traitement physique de la folie que cette différence immense peut être appliquée. Il y a une grande distance entre le remède *prescrit* et le remède *administré*. Il faut que le savoir-faire et parfois la ruse soient aussi habiles à masquer les remèdes et à les varier que le délire est adroit pour en refuser l'administration. C'est déjà dans les soins physiques à donner aux aliénés que le Médecin reconnaît toute la nécessité d'avoir des auxiliaires intelligents, dévoués, bienveillants, d'une patience et d'une persévérance sans borne, capables en un mot de traduire sa pensée auprès de ceux qu'ils surveillent.

Si dans les hôpitaux on accorde tant d'estime et de reconnaissance à la Sœur de charité veillant avec un saint dévouement auprès des malades, combien seront grands les mérites de celles qui, auprès de pauvres aliénées, réussiront, malgré leurs refus souvent brutaux et dangereux, à leur faire prendre un remède qui pourra rendre à la raison et à la vie une mère de famille et les joies au foyer.

Combien de préjugés tomberaient si ceux qui ne connaissent pas la Charité la voyaient sous la forme d'une Sœur grise, la figure souriante, toujours bonne et bienveillante, sans cesse, jour et nuit, avec sa sollicitude toute maternelle au milieu de ces pauvres insensées, remplir les devoirs les plus pénibles et les plus dégoûtants, s'assurer plusieurs fois pendant les longues et froides nuits d'hiver si leurs protégées ne souffrent pas, et, ne pouvant pas compter sur les réponses faites, palper pour ainsi dire ces cadavres afin de constater leur bien-être. Le sommeil ne ferme leurs paupières que lorsqu'avec l'ascendant que leur donne la sainteté de leur mission, elles ont réussi à diminuer l'agitante action des fantômes du délire.

C'est un devoir pour moi, Monsieur le Préfet, de saisir cette circonstance pour rendre justice aux Sœurs de charité de Bassens. Elles justifient le choix que l'on a fait d'elles pour soigner les malades. Chaque jour, elles prouvent par leur conduite intelligente auprès des aliénés, combien les corporations religieuses sont utiles quand elles savent limiter leurs attributions à féconder les efforts de la médecine et de l'administration.

Les soldats ont parfois plus de mérites que les généraux; ceux-ci désignent la victoire et ceux-là la remportent.

Dans le service des hommes, les récompenses, les salaires élevés et tous les avantages qui raisonnablement peuvent être accordés, ont pour but de substituer l'appât du gain au dévouement de la charité. Malgré les résultats satisfaisants que l'on obtient, il y a une différence qui ne pourra jamais disparaître. Le mobile, c'est la matière plus ou moins précieuse d'un côté, et de l'autre c'est l'idée.

Si pour la réussite du traitement physique de la folie de nombreuses conditions sont exigées, celles que comporte le traitement moral sont encore plus difficiles à obtenir. Je me bornerai à énumérer les principaux moyens de traitement moral à l'Asile de Bassens, en commençant par le travail.

En 1853, le docteur Mérier, Directeur-Médecin de l'Asile de St-Dizier, émettait l'opinion suivante dans les Annales médico-psychologiques, sur l'efficacité du travail : « Tout aliéné *curable* « qui ne travaille pas, perd les trois quarts de ses chances de « guérison ; tout aliéné *incurable* qu'on n'emploie pas au travail, « est destiné à devenir la plus dégradée et la plus misérable de « toutes les créatures.

« Le travail, *celui des champs surtout*, bien réglé, bien appli- « qué, convenablement dirigé en un mot, c'est-à-dire *médicalement* « *et scientifiquement*, le travail constitue non-seulement le meil- « leur, le plus puissant, le plus efficace des moyens à employer « dans le traitement de la folie, mais aussi le plus applicable et « le plus approprié à toutes les formes et à toutes les périodes « de cette cruelle maladie, sinon pour les *guérir toujours*, ce qui « serait une prétention absurde, du moins *toujours ponr améliorer* « le sort et la santé des malades. »

Si le travail agricole est d'une telle importance pour la guérison et l'amélioration des aliénés lorsqu'ils sont gens de lettres, artisans, etc., il sera à bien plus forte raison nécessaire et utile aux populations dont la grande majorité provient de la campagne, comme celle de l'Asile de Bassens ; aussi le travail des champs y est-il organisé sur la plus large échelle.

Par organisation du travail, il faut d'abord entendre la direction médicale et scientifique donnée aux travaux ; ainsi, il faut que le travail soit en rapport avec l'aptitude individuelle de l'aliéné, qu'il soit de nature à faire le plus possible diversion à ses idées délirantes, qu'il exige de la réflexion à des degrés différents, que l'aliéné en voie l'utilité et le but, que le travail favorise la régularité des fonctions physiologiques par les efforts qu'il exige, par exemple le rappel de la transpiration, la chaleur aux extrémités inférieures, le sommeil, etc. En un mot, il est important que le travail, par sa nature, replace autant que possible le malade dans son état primitif, dans ses habitudes antérieures.

Les deux tableaux suivants qui sont extraits de mon Compte administratif de 1862 font ressortir, par le nombre de journées qui y est mentionné, l'étendue du travail, sa nature et le nombre de malades travailleurs relativement à la population.

Etat des journées faites par les aliénés travailleurs durant l'année 1862.

Division des hommes.

MOIS.	POPULATION moyenne.	NOMBRE DE TRAVAILLEURS.	JOURNÉES PAR NATURE DE TRAVAIL.										TOTAL DES JOURNÉES	
			Cordonniers.	Forgerons.	Jardiniers.	Maçons.	Menuisiers.	Terrassement et culture.	Copistes.	Tailleurs.	Tisserands.	Services généraux.	par mois.	par trimestre.
Janvier	167	84	»	15	17	»	44	157	»	31	1	103	374	1.987
Février	167	103	7	16	38	»	37	348	»	42	14	92	594	
Mars	165	125	14	28	50	»	44	691	»	54	14	124	1.019	
Avril	167	119	13	35	37	16	60	721	36	42	40	132	1.132	3.590
Mai	165	119	»	43	52	»	51	683	40	39	32	143	1.083	
Juin	170	129	20	53	55	»	60	898	20	59	46	164	1.375	
Juillet	174	137	21	40	59	»	61	1049	22	64	68	161	1.545	4.388
Août	176	138	18	44	62	20	58	934	»	57	53	168	1.414	
Septembre	181	147	20	51	60	21	60	932	»	69	64	152	1.429	
Octobre	182	154	16	54	39	16	64	1240	10	64	62	137	1.702	4.378
Novembre	183	157	16	42	69	23	63	883	4	171	62	188	1.521	
Décembre	184	142	15	40	55	14	59	641	5	75	58	193	1.155	
	173	129	160	461	593	110	661	9177	137	773	514	1757	1.4343	14.343

Etat des journées faites par les aliénés travailleurs durant l'année 1862.

Division des femmes.

MOIS.	POPULATION moyenne.	NOMBRE DE TRAVAILLEUSES.	JOURNÉES PAR NATURE DE TRAVAIL.									TOTAL DES JOURNÉES	
			A la cuisine	A la lingerie.	Fileuses.	Tresseuses.	Lessiveuses	Repasseuses	Tricoteuses.	Balayeuses.	Vachère.	par mois.	par trimestre
Janvier	168	114	86	575	239	37	50	«	5	17	24	1.033	
Février	170	120	159	705	406	66	70	35	15	23	24	1.503	4.407
Mars	169	127	110	632	889	92	80	24	«	20	24	1.871	
Avril	175	128	171	511	642	58	88	24	28	48	25	1.595	
Mai	177	134	139	500	725	38	75	24	24	20	25	1.570	4.739
Juin	177	136	165	456	752	52	80	«	24	20	25	1.574	
Juillet	181	141	134	616	743	59	83	44	«	35	25	1.739	
Août	182	142	106	598	523	59	82	60	38	37	25	1.528	4.759
Septembre	181	139	180	519	534	49	78	62	10	34	26	1.492	
Octobre	179	138	140	490	603	43	50	30	16	44	27	1.443	
Novembre	176	138	155	326	570	28	64	44	17	33	24	1.261	4.043
Décembre	176	137	214	382	516	27	76	59	«	39	26	1.339	
	176	133	1759	6310	7142	608	876	406	177	370	300	17.948	17.948

Il est nécessaire de savoir que la journée est de huit heures de travail ordinaire, que les fractions moindres du quart de la journée sont négligées, en conformité du Réglement. S'il était tenu compte du travail de quelques instants, le nombre de journées serait bien plus élevé. Chaque malade a un compte ouvert, et une fois son pécule, fixé à 15 francs, atteint, il peut disposer de l'excédant qu'il gagne, pour lui-même ou en faveur de ses proches.

Le nombre de journées de travail est supérieur chez les femmes. Cela s'explique; la nature de leurs occupations les appellent à l'intérieur, et les intempéries n'abrégent pas la journée; tandis que les hommes, pour la plupart, sont malheureusement sans travail les jours de pluie et pendant les mauvais jours d'hiver.

Comme on le voit, le nombre des travailleurs, relativement à la population, est très élevé, et les nombreuses guérisons obtenues sont en grande partie dues à l'influence du travail.

On a beaucoup fait de bruit sur la colonie de Ghéel en Belgique; beaucoup de médecins, surtout des journalistes, citent cet établissement comme le *Nec plus ultrà* pour le traitement de la folie. Eh bien, M. le docteur Vermeulen, membre du Conseil supérieur de l'Inspection des établissements d'aliénés dans le royaume de Belgique, voyant travailler nos malades pendant une trop courte visite qu'il a faite à l'Asile, me dit : « L'Asile « de Bassens, avec l'organisation du travail telle qu'elle est, et « les autres ressources de traitement, possède tous les avantages « de Ghéel sans en avoir les inconvénients. »

Le travail est un puissant moyen de traitement; il est en outre une source de revenus qui dégrèvent en partie le département, les communes et les familles des charges plus onéreuses qui devraient être supportées sans ces ressources.

Dans mon Compte-rendu de l'année dernière, j'ai fait pressentir la privation partielle de ce moyen de traitement, par suite de l'exiguité du clos de l'Asile. Les prévisions se sont réalisées eu égard à l'augmentation de la population. Heureusement les propriétés voisines de l'établissement suppléent à cette insuffisance passagère à laquelle il sera pourvu, et chaque jour, plusieurs décades de malades ayant chacune un surveillant à leur tête, vont en pleine liberté cultiver les champs voisins. Fiers de leur dignité de travailleurs, ils sont heureux de cette grande liberté et du grand air, et les intérêts matériels de l'Asile profitent aussi de ce bonheur.

Les autres moyens d'occupation en dehors du travail sont :

les jeux mis en rapport avec les habitudes antérieures du malade, et surtout ceux qui exigent du mouvement ou la nécessité de la réflexion ; les promenades hors de l'Asile quand le temps le permet ; la musique vocale et instrumentale pour ceux qui peuvent y prendre part. Pendant l'hiver et les jours qui ne permettent pas les occupations agricoles, les livres qui commencent à former le principe d'une bibliothèque à l'Asile, sont aussi une ressource pour beaucoup.

Voilà, Monsieur le Préfet, les principaux éléments de traitement moral considérés d'une manière générale. Il existe un traitement moral particulier ; c'est l'action directe du Médecin sur le malade. Cette action varie avec l'individu, elle exige de la part du Médecin la connaissance de tous les replis du cœur humain, elle l'oblige à s'identifier avec l'aliéné. Alors, après avoir promené sa main avec prudence et délicatesse sur toutes les touches de l'entendement lésé, il pourra connaître celles d'entre elles qui sont le plus en désaccord, et combiner ensuite tous ses mouvements pour rétablir l'harmonie rattachant l'homme à Dieu, la raison.

Si la mission est belle, elle est difficile, et le Médecin-aliéniste seul sait les défaillances qu'il éprouve souvent après les luttes pénibles qu'il soutient contre la raison égarée; lui seul sait aussi combien sont lourdes les obligations imposées par la solution des grands problèmes médico-psychologiques qu'il rencontre chaque jour sur ses pas. S'il y a récompense, c'est dans les suaves et indescriptibles satisfactions qu'il éprouve lorsqu'avec une intelligence en ruines, il a pu, après des mois et des années d'études persévérantes et de soins opiniâtres, édifier de nouveau un temple à la raison.

Humanité et *Vigilance* est la devise de ceux qui soignent et surveillent les malades à l'Asile; c'est leur livrée. *Noblesse oblige*, et la plus grande de toutes les noblesses est celle qui a pour titre les services rendus aux plus déshérités de ce monde.

III.

Le nombre limité des décès atteste encore la valeur du traitement, et le nombre des succès obtenus à l'Asile pendant l'année 1862.

Comme il a été dit plus haut, 411 aliénés ont été assistés durant cette période, et la population moyenne pendant l'année a été de 349 malades. Sur ce nombre il n'y a eu que 13 décès; la proportion de la mortalité a donc été de 3,72 sur 100.

Le tableau suivant fait ressortir les départements d'origine, le sexe, l'âge, l'état civil, le caractère de l'aliénation mentale des malades décédés; il spécifie en outre la maladie cause du décès.

Etat civil, âge et caractère de l'aliénation mentale des malades décédés en 1862.

ÉTAT CIVIL, AGE ET CARACTÈRE DE L'ALIÉNATION MENTALE, DES MALADES DÉCÉDÉS.		DÉPARTEMENT de la Savoie		DÉPARTEMENT de la Haute-Savoie		Autres départements		PENSIONNAIRES de 3e classe.		PENSIONNAIRES de 4e classe.		TOTAL.		
		Hom.	Fem.	Hom.	Fem.	Hom.	Fem.	Hom.	Fem.	Hom.	Fem.	Hom.	Fem.	2 sexes.
Etat civil	mariés	«	«	3	1	«	«	«	«	1	«	4	1	5
	veufs	1	2	1	«	«	«	«	«	«	«	2	2	4
	célibataires	1	1	1	1	«	«	«	«	«	«	2	2	4
Age	de 30 à 40 ans	«	1	«	«	«	«	«	«	1	«	1	1	2
	de 40 à 50 ans	«	«	3	1	«	«	«	«	«	«	3	1	4
	de 50 à 60 ans	«	1	1	1	«	«	«	«	«	«	1	2	3
	de 60 ans et au-dessus	2	1	1	«	«	«	«	«	«	«	3	1	4
Caractère de l'aliénation.	Monomanie	«	«	«	«	«	«	«	«	«	«	«	«	«
	Lypémanie	2	«	1	1	«	«	«	«	«	«	3	1	4
	Manie	«	2	2	«	«	«	«	«	«	«	2	2	4
	Démence	«	1	«	1	«	«	«	«	«	«	«	2	2
	Autres maladies mentales	«	«	2	«	«	«	«	«	1	«	3	«	3
Maladie cause du décès.	Paralysie	«	1	1	2	«	«	«	«	1	«	2	3	5
	Gastro-entérite	«	1	1	«	«	«	1	«	«	«	1	1	2
	Phthisie	«	1	«	«	«	«	«	«	«	«	«	1	1
	Hydropisie	«	«	1	«	«	«	«	«	«	«	1	«	1
	Marasme	1	«	«	«	«	«	«	«	«	«	1	«	1
	Autres maladies	1	«	2	«	«	«	«	«	«	«	3	«	3
TOTAL		2	3	5	2	«	«	«	«	1	«	8	5	13

La moyenne de la mortalité dans les Asiles d'aliénés de l'Empire est de 12,66; celle de Bassens durant l'année 1862, 3,72 sur 100, n'est guère plus du quart de celle des autres Asiles. Déjà l'année dernière la mortalité n'était que de 4,76 sur 100.

Les excellentes conditions hygiéniques dans lesquelles se trouve l'établissement, les soins assidus dont les malades sont constamment entourés dans toutes les circonstances, le service médical assuré par la résidence du Médecin *au milieu des malades*, l'absence de toute influence d'endémie et d'épidémie sont autant de causes qui réduisent la mortalité à une proportion qui paraît incroyable, 3,72 sur 100, presque la mortalité normale de la ville de Paris, 1 sur 30.

La paralysie générale figure cinq fois sur les 13 décès, et plus de la moitié des décédés avaient plus de 50 ans. Aucun de ces décès n'a été la suite d'accident.

Les conditions d'encombrement qui se préparent actuellement à l'Asile de Bassens par suite de la considérable augmentation des malades qui va toujours en progressant, quoique d'une manière moins rapide, et sans qu'on achève les bâtiments qui leur sont destinés, font redouter une mortalité bien plus considérable pour 1863.

En résumé, Monsieur le Préfet, les mouvements opérés à l'Asile de Bassens en 1862 établissent :

1° Que le service des aliénés dans les deux départements de la Savoie et de la Haute-Savoie tend chaque jour à se régulariser davantage.

2° Que pour que l'assistance des malades de ces deux départements soit complète, la présence à l'Asile de 400 aliénés au moins est exigée.

3° Que dans le département de la Savoie, et surtout dans l'arrondissement de Chambéry, cette branche de service est beaucoup mieux en rapport avec l'esprit de la loi du 30 juin 1838, sur les aliénés, que dans le département de la Haute-Savoie.

4° Que le nombre des guérisons est relativement très avantageux, et celui des décès très limité.

Dans mon Compte moral et administratif, j'aurai l'honneur de vous soumettre plusieurs questions qui intéressent les malades et la situation économique de l'Asile.

Beaucoup, et l'on peut dire sans ostentation, de grandes choses ont été faites pour les aliénés en Savoie; mais il reste encore beaucoup à faire : les antécédents obligent. L'acte de souveraine munificence qui a fait entrer l'établissement de Bassens dans une voie prospère, en motivant à tout jamais la gratitude du pays pour un si grand bienfait, laisse encore espérer en la féconde bienveillance du Gouvernement.

Traduites par vous, Monsieur le Préfet, ces espérances se réaliseront. L'intérêt tout particulier que S. M. l'Empereur porte à la Savoie, et dont il nous a donné une nouvelle preuve en vous confiant son administration, les nombreuses marques de sympathie pour sa prospérité que vous avez déjà données lorsque vous étiez à la tête du Parquet, autorisent à croire que l'achèvement de l'Asile de Bassens sera une des gloires qui caractériseront vos actes administratifs (1).

---

(1) M. Jolibois, Procureur général près la Cour Impériale de Chambéry, a été nommé Préfet de la Savoie par décret en date du 4 avril 1863.

La bienfaisance qui a pour objet le soulagement des grandes infortunes sollicite les grands cœurs et les hautes intelligences. Le passé répond de l'avenir.

J'ai l'honneur d'être avec un très profond respect,

Monsieur le Préfet,

Votre très humble serviteur,

FUSIER,

Directeur-Médecin.

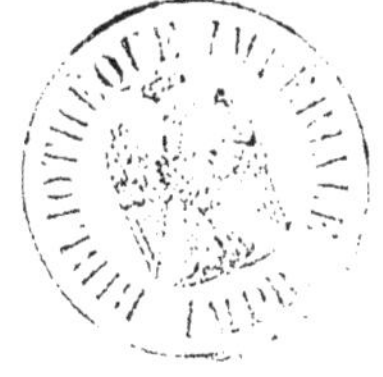

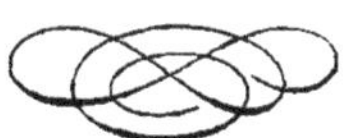

Chambéry. — A. Bottero, imprimeur de la Préfecture.

www.ingramcontent.com/pod-product-compliance
Ingram Content Group UK Ltd.
Pitfield, Milton Keynes, MK11 3LW, UK
UKHW022142190726
13855UKWH00003B/1294

9 782012 880733